AF586835

PRÉSERVATION CERTAINE

DE

LA SYPHILIS

PAR LE

PERCHLORURE DE FER

COMPOSÉ D'APRÈS LES FORMULES

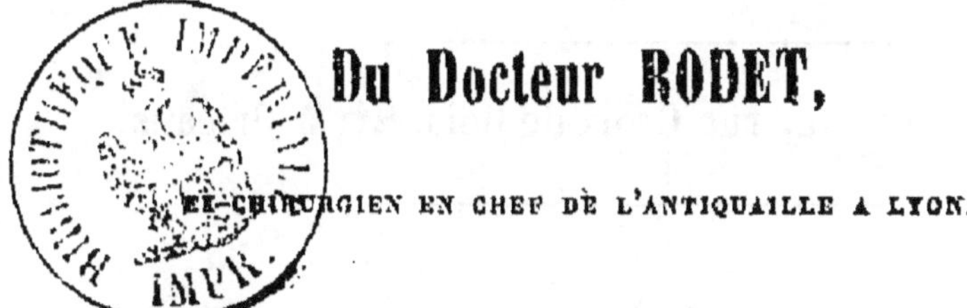

Du Docteur RODET,

EX-CHIRURGIEN EN CHEF DE L'ANTIQUAILLE A LYON.

Cette Brochure se délivre gratuitement

A ORLÉANS,

PHARMACIE LAHAUSSOIS,

Rue Jeanne-d'Arc, 25.

1862

Imprimerie Chenu, rue Croix-de-Bois, 21, à Orléans.

PRÉSERVATION CERTAINE

DE LA SYPHILIS

PAR LE

PERCHLORURE DE FER.

Voici comment s'exprime, à cet égard, le plus grand syphilographe de notre temps, M. le docteur Ricord, dans son TRAITÉ DES MALADIES VÉNÉRIENNES (*Paris*, 1838, pag. 587) :

« Si l'art de prévenir les maladies doit être
« mis en première ligne dans tous les cas, il faut
« ajouter que la négligence et les préjugés qui
« peuvent faire omettre les soins prophylac-
« tiques (préservatifs) méritent plus de reproches,
« surtout lorsqu'il s'agit de certaines affections
« si terribles dans leurs conséquences.

« Mais quels contrastes dans la science et
« dans ceux qui la pratiquent ! Car, tandis que
« les plus beaux encouragements sont donnés
« d'un côté, de l'autre, le blâme, ou tout au
« moins le ridicule, sont les seules récompenses.

« Ainsi, lorsque chaque année on étale une liste « de nombreuses médailles que l'Académie « royale de Médecine accorde à ceux qui, en « propageant la vaccine, s'opposent aux ravages « de la petite-vérole, on voit la même Académie « éprouver une sorte de gêne lorsqu'on vient « offrir à son jugement quelque remède pour « arrêter un fléau bien autrement affreux. Sans « doute, dans les moyens proposés pour préve- « venir la vérole, les coupables spéculations du « charlatanisme ont eu, jusqu'à présent, la plus « grande part ; mais est-ce à dire qu'il en a tou- « jours été ainsi, et qu'il en sera toujours de « même ? Non sans doute, et, dans le siècle « où nous sommes, et auquel nous devons ap- « partenir, les sottes préventions d'une préten- « due morale fausse et mesquine ne nous per- « mettent plus de regarder les maladies véné- « riennes comme une punition que le ciel a ré- « servé au libertinage, et que l'homme sage « doit respecter. Le créateur de toutes choses, « qui a si généreusement placé l'instinct de con- « servation en opposition à tout ce qui peut atta- « quer notre existence, n'a pas voulu sans doute « que le génie de l'homme, si fécond en ressources « conservatrices, restât inactif et muet en face

« du plus grand des dangers, de celui qui me-
« nace sa vie dans tous ses instants et jusque
« dans sa source. Non, le véritable sage, le mo-
« raliste philanthrope dira, avec de Horne, qu'il
« faudra regarder comme le véritable bienfaiteur
« du monde, comme le conservateur de l'espèce la
« plus remarquable, la plus faible et la plus sou-
« vent sacrifiée, celui qui découvrira le véritable
« secret de nous préserver de la contagion la plus
« terrible qui ait jamais menacé l'humanité. »

[RICORD. — *Traité des Maladies vénériennes.*]

Ce fut en suivant cet ordre d'idées que M. Rodet, ex-chirurgien en chef de l'Antiquaille (1), entreprit, en 1853, une série d'expériences qui l'ont conduit à la découverte exposée dans le travail suivant :

PRÉSERVATION DE LA SYPHILIS.

« Lorsque la syphilis fit son apparition en Eu-
« rope, à la fin du xvme siècle, dit M. Rodet,
« elle se répandit avec une rapidité inouïe et
« frappa ses victimes avec une effroyable inten-
« sité. Mais on ne tarda pas à voir ce fléau perdre
« peu à peu une partie de sa fureur ; aussi les

(1) L'Antiquaille est à Lyon, l'Hôpital des Vénériens.

« auteurs qui écrivirent un demi-siècle plus tard, « crurent-ils pouvoir prédire qu'il ne serait que « temporaire et qu'il disparaîtrait au bout de « quelques siècles, comme avait fait la lèpre, cet « autre fléau plus effroyable et plus terrible en- « core. Cette prédiction ne s'est pas réalisée, et « malheureusement, rien n'annonce qu'elle doive « se réaliser un jour. Entretenue et propagée par « des passions que l'on ne parviendra jamais à « étouffer, la syphilis s'étend de plus en plus, au « lieu de disparaître. Elle s'insinue peu à peu « dans les villages, dans les hameaux et quel- « quefois jusque dans les chaumières, d'où l'a- « vaient exclue pendant longtemps des mœurs « simples et pures, et si elle se montre moins « cruelle qu'autrefois pour chacune de ses vic- « times, c'est peut-être uniquement parce que « l'art est mieux armé pour la combattre (1).

« Lorsqu'on réfléchit à tous les ravages que « produit cette maladie ; lorsqu'on voit le nombre

(1) « D'après une idée émise récemment par M. le doc- « teur Clerc (voy. *Union Médicale*, 1854, n°s 151 et 152), les « chancres indurés et la syphilis constitutionnelle de- « viendraient de plus en plus rares. Cet auteur pense « que non seulement les individus qui ont ou ont eu la « syphilis constitutionnelle ne peuvent plus contracter

« des victimes qu'elle frappe incessamment ; lors-
« qu'on songe surtout que bon nombre de ces
« victimes, ignorant la gravité du mal qui les
« dévore, ne se soumettent pas à des traitements
« suffisants, et transmettent à leurs descendants
« le poison qui circule dans leurs veines, il est
« impossible de ne pas être effrayé et de ne pas
« appeler de tous ses vœux la découverte de
« quelque remède efficace, qui, tarissant le mal
« dans sa source, l'empêche de se propager, le
« rende de plus en plus rare et finisse par le faire
« disparaître entièrement.

« Plusieurs tentatives hardies ont été faites
« pour obtenir ce résultat immense ; mais jus-
« qu'ici, il faut l'avouer, aucune n'a été cou-
« ronnée de succès. La *syphilisation*, la plus
« audacieuse de toutes, n'a pu réaliser ses bril-
« lantes promesses. Séduit par ses pompeuses
« annonces, je l'ai mise en pratique une fois, et ce

« des chancres indurés, comme l'a établi M. Ricord,
« mais encore que le virus, en passant de nouveau par
« leur organisme, perd pour toujours le pouvoir d'in-
« fecter d'autres constitutions et ne conserve que celui
« de produire des effets locaux, c'est-à-dire de reproduire
« des chancres simples.

« fait unique a suffi pour me convaincre de son « impuissance et de ses dangers (1).

« La *vaccination syphilitique*, imaginée par « M. Diday, s'est montrée bien plus modeste et, « surtout, bien plus innocente. Elle n'avait pour « but que de prévenir la syphilis constitution- « nelle chez les malades atteints déjà de chancres ; « mais comme elle excluait de sa sphère d'action « tous les chancres indurés, il en résulte qu'elle « ne prétendait préserver que les malades les « moins exposés à l'infection générale.

« Persuadé que rien n'autorise jusqu'à présent « à espérer la découverte d'un vaccin *syphili-* « *tique*, et que ce vaccin, s'il était connu, serait « encore difficilement applicable, ce n'est pas « dans ce sens que j'ai dirigé mes investigations. « J'ai cherché à découvrir une substance qui soit « douée du pouvoir de neutraliser complètement « le virus syphilitique, même lorsqu'il est insi- « nué depuis plusieurs heures dans l'épaisseur « de la peau ou des membranes muqueuses, et « de l'anéantir avant qu'il ait eu le temps de pro- « duire les moindres effets. Le problème était

(1) Voyez *Gazette médicale de Paris*, 1852, n° 39, p. 606.

« très difficile à résoudre, car il fallait que cette « substance réunît plusieurs conditions presque « inconciliables. Ainsi, il fallait : 1° qu'elle fût « douée de propriétés assez actives pour dé- « truire ce virus, mais pas assez pour cautériser « les piqûres ou les excoriations ; 2° qu'elle fût « liquide pour pouvoir s'insinuer facilement dans « les membranes, à travers les moindres fis- « sures ; 3° qu'elle ne fût pas irritante afin que « la peau et les membranes muqueuses pussent « supporter son contact ; 4° qu'elle ne fût ni « toxique, ni vénéneuse, afin que son absorption « n'exposât à aucun accident, et 5° enfin, qu'au- « cun élément d'un prix élevé n'entrât dans sa « composition et ne l'empêchât de devenir vul- « gaire.

« Les difficultés ne me rebutèrent pas. Certain « que si une telle découverte était difficile, du « moins elle n'était pas impossible, puisque « LUNA-CALDERON avait déjà trouvé, en 1812, un « liquide neutralisant dont il ne fit pas connaître « la composition ; encouragé d'ailleurs par l'es- « poir de découvrir un secret qui pouvait avoir « des conséquences incalculables, je me mis à » l'œuvre avec ardeur et j'entrepris en novembre » 1853, une série d'expériences dont je vais in-

« diquer brièvement les résultats, me proposant « de les publier bientôt d'une manière plus éten- « due.

« Depuis quelque temps, je me livrais à des « recherches sur les effets que pouvaient pro- « duire les différents chlorures employés dans le « pansement des chancres et des bubons ulcérés: « et j'avais remarqué que celui d'entre tous qui « était doué, sous ce rapport, des propriétés les « plus remarquables, était le chlorure de zinc. « Dissous dans trente ou quarante fois son poids « d'eau distillée ou d'alcool, il modifie puissam- « ment la surface des chancres, les tranforme quel- « quefois rapidement en plaies simples, surtout « s'ils sont élevés, et en amène alors la cicatrisa- « tion en un petit nombre de jours. Assez souvent, « il est vrai, il produit des escarres superficielles ; « il agit alors trop fortement et doit être rem- « placé par un chlorure plus faible, celui de ba- « rium par exemple, ou par tout autre moyen. « Ce chlorure étant d'ailleurs sans effet sur la « peau tant que l'épiderme est intact, et s'insi- « nuant facilement à travers les plus légères fis- « sures, me parut réunir plusieurs conditions fa- « vorables, et ce fut par lui que je commençai « mes expériences. Dissous dans huit fois son

« poids d'eau distillée et appliqué sur une pi-
« qûre récemment inoculée, il détruit le virus et
« empêche la formation du chancre ; mais comme
« il cautérise légèrement tout l'intérieur de la
« piqûre, il se forme, au bout de deux ou trois
« jours, un léger travail éliminatoire, d'où ré-
« sulte une pustule simple qui dure ordinaire-
« ment de six à neuf jours.

« Le chlorure de zinc ne remplit donc pas
« toutes les conditions désirables. Il préserve,
« mais il cautérise. J'eus beau varier les doses de
« ce remède et l'associer de différentes manières,
« je ne pus pas sortir de l'alternative de cautéri-
« riser ou de n'obtenir qu'une préservation in-
« complète.

« L'iodure de zinc, le chlorure de cadmium et
« le chlorure de barium que j'essayai ensuite,
« produisent des effets analogues : ils préservent,
« lorsque leur solution est ainsi concentrée, mais
« en donnant lieu à une pustule simple.

« Le perchlorure de fer ne cautérise pas les
« piqûres, mais il ne préserve qu'incomplète-
« ment si on l'emploie pur, et sans le combiner
« à un agent qui lui serve de véhicule. Je cher-
« chai donc, par différentes combinaisons ou as-
« sociations, à lui donner les qualités qui lui

« manquent, sans lui faire perdre celles qu'il « possède déjà. Après quelques essais, le pro- « blème me parut résolu (1). Ayant appliqué, « sur une piqûre d'inoculation, une solution de « perchlorure de fer combiné, la préservation « fut obtenue de la manière la plus irrépro- « chable. Je répétai l'expérience un certain « nombre de fois, et j'obtins toujours les mêmes « succès.

« Maître désormais de graduer à mon gré les « effets du remède, il ne me restait plus qu'à « résoudre des questions accessoires et à déter- « miner :

« 1° Quelles sont les doses et les compositions « qui préservent le mieux sans irriter les tissus « sains ;

« 2° Quelle est la manière la plus simple et la « plus efficace d'employer le remède ;

« 3° Quels sont les effets appréciables du re- « mède sur les piqûres d'inoculation ;

« 4° Quelle est, à partir de l'insertion du virus, « la durée du temps pendant lequel le remède « jouit d'une puissance préservatrice, et quelles

(1) Suit l'exposé technique d'expériences chimiques, sans intérêt pour le public.

« sont les modifications que présentent ses effets « à différentes distances de ce point de départ ;

« 5° Quelles sont les causes qui peuvent faire « varier les effets préservatifs du remède ;

« Et 6° enfin, quelles sont les applications dont « ce remède est susceptible.

« Pour éclaircir ces différentes questions, je fis « des nombreuses expériences dont voici quel- « ques-unes :

« 1re OBSERVATION. — *Litau *** François,* « âgé de 45 ans, entre à l'Antiquaille le 21 dé- « cembre 1854, pour un chancre simple du sillon « balano-préputial, datant de trois semaines, et « pour lequel il n'a fait aucun traitement.

« Le 22, j'inocule le pus de ce chancre sur la « cuisse gauche au moyen de deux piqûres pra- « tiquées à 6 centimètres l'une de l'autre.

« Une heure après, je lave la première piqûre « avec le liquide de M. Langlebert et je mets sur « cette piqûre un bourdonnet de charpie imbibé « du même liquide. Immédiatement après je mets « sur la deuxième piqûre un bourdonnet de char- « pie imbibé de mon liquide préservatif perchlo- « rure de fer combiné.

« Le même jour, je fais une troisième inocula-

« tion sur la cuisse droite et je ne mets sur cette « piqûre aucun préservatif.

« 23. Le liquide de M. Langlebert a produit la « vésication de tous les points qu'il a touchés.

« La deuxième piqûre, sur laquelle j'ai mis mon « préservatif, ne présente ni rougeur ni élevure.

« La troisième n'offre pas encore de pustule, « mais elle est rouge et élevée, et en la pressant « latéralement, on en fait sortir un peu de séro- « sité roussâtre.

« 24. La troisième piqûre offre une petite pus- « tule caractéristique. Je déchire cette pustule et « je dépose sur l'ulcère qui commence à se for- « mer au-dessous, un petit fragment de nitrate « d'argent fondu.

« 27. La cautérisation a arrêté le progrès du « chancre inoculé.

« Le liquide de M. Langlebert a neutralisé les « effets de l'inoculation, au moins en partie, « mais en produisant le soulèvement de l'épi- « derme et en érodant la superficie du derme.

« La piqûre traitée par l'autre préservatif « n'offre ni pustule ni inflammation.

« 2me Observation. — *Val *** Louis*, âgé de « 16 ans, entre à l'Antiquaille le 28 octobre 1854,

« pour une syphilis secondaire survenue à la suite « d'un chancre induré qu'il a contracté il y a « trois mois, et qui est actuellement cicatrisé. Je « le soumets à un travail mercuriel.

« Le 19 décembre, à 10 heures 43 minutes du « matin, M. Bondet pratique deux inoculations « sur la verge, une dans le fond du sillon balano- « préputial, à droite, et l'autre sur la partie an- « térieure de la muqueuse préputiale. Cette ino- « culation est faite avec du pus qui vient d'être « pris, à la consultation gratuite, sur un chancre « perforant du frein, datant de 24 à 25 jours et « encore à la période de progrès.

« A 11 heures 13 minutes, 30 minutes après « l'inoculation, je dépose sur chaque piqûre une « goutte du préservatif déjà indiqué et je mets « par-dessus un peu de charpie imbibée du même « liquide.

« 20. La charpie est restée en place. Les par- « ties avec lesquelles elle a été en contact ne sont « nullement irritées. Les piqûres sont à peine vi- « sibles. Celle du prépuce est si peu apparente, « que nous restons incertains sur son véritable « siége.

« 21. Les piqûres sont à peines apparentes.

« 22. Idem.

« 23. Idem. La préservation a été aussi par-
« faite que possible.

« Le 24 décembre, à 6 heures 25 minutes du
« matin, M. Bondet pratique deux nouvelles ino-
« culations sur la muqueuse du prépuce l'une
« en haut près du limbe, et l'autre à droite près
« du sillon ; avec du pus virulent pris sur le
« chancre du nommé Georges Vial***, qui est
« arrivé à l'hospice le 23. Ce chancre, situé
« à gauche du frein, date de trois semaines, et
« il est en voie de progrès.

« Le même jour, à 10 heures 48 minutes
« (4 heures 23 minutes après l'inoculation), je
« lave tout le gland et le prépuce avec le même
« liquide que précédemment, et je mets par-dessus
« une bandelette de linge imbibée de ce liquide.
« Cette bandelette est enlevée une heure après.

« 26. La piqûre du prépuce est sèche et à
« peine visible. Celle du sillon ne présente pas
« de pustule, mais elle est un peu béante.

« 27 Les piqûres n'ont absolument rien pro-
« duit.

« 28. Le résultat est aussi parfait que possible.
« Un contact d'une heure produit donc une pré-
« servation aussi complète qu'un contact plus
« prolongé.

De ces observations et de beaucoup d'autres trop longues à rappeler ici, résultent pour moi les propositions suivantes :

« 1° La manière la plus simple d'employer ce « liquide consiste à en déposer une goutte sur « la piqûre et à l'y laisser pendant dix ou quinze « minutes, ou bien à appliquer sur la piqûre un « peu de charpie ou de linge qu'on a préalable- « ment imbibés. Si le contact du liquide est de « trop courte durée, la préservation est incom- « plète, et l'on voit survenir un petit ulcère qui « marche lentement et que je considère comme « un chancre imparfait.

« Il suffit que la charpie ou le linge soit main- « tenus appliqués pendant une heure pour que la « préservation soit complète. Un temps plus « court suffirait même probablement, mais il n'y « a point d'inconvénient à les laisser vingt-quatre « heures.

« 2° Aussitôt que le liquide est mis en contact « avec la piqûre, le malade éprouve un sentiment « de cuisson qui ne dure qu'un instant. Un mo- « ment après on voit la piqûre s'élever et prendre « la forme d'une papule. Puis cette élevure « s'étend peu à peu du centre à la circonférence « et finit par prendre assez bien l'aspect d'une

« piqûre de cousin. Au bout de 20 à 30 minutes « environ, elle cesse de s'étendre ; demi-heure « après, elle commence à se flétrir, et quelques « heures plus tard il n'en reste plus aucune « trace. Cette élevure est l'indice certain que le « liquide a pénétré dans la piqûre, qu'il s'est in- « filtré dans les mailles du tissu réticulaire de la « peau et que le virus, qui paraît s'y insinuer « beaucoup plus lentement, a été complètement « atteint. Pour que la préservation soit assurée, « il faut que cette élevure acquière une étendue « suffisante, ce qui nécessite l'absorption d'une « certaine quantité de liquide, et voilà pourquoi « il faut que ce liquide reste en contact avec la « piqûre pendant un certain temps.

« 3° La préservation peut être obtenue tant que « le virus n'a produit sur la piqûre aucun effet « appréciable. Au bout de deux heures, de quatre « heures et de six heures, elle a été aussi com- « plète qu'après un temps plus court, pourvu « que le liquide ait été laissé sur la piqûre pen- « dant un temps suffisant.

« Le perchlorure de fer combiné préserve, non « pas parce qu'il cautérise à un dégré quel- « conque, mais bien parce qu'il *coagule ;* il pré- « serve parce qu'il s'oppose à la résorption, qu'il

« attire du dedans au dehors les liquides albumi-
« neux qui existent au pourtour du point inoculé,
« et qu'il les coagule à mesure qu'ils arrivent, et
« que le virus, l'être mystérieux qui produit la
« syphilis, pris au milieu des coagulum albumi-
« neux, se trouve tué, détruit lui-même, et bien-
« tôt éliminé.

« Je viens de faire connaître un moyen très-
« simple et très facile de neutraliser le virus sy-
« philitique partout où il se trouve, et de tarir
« ainsi dans sa source l'une des maladies les plus
« répandues et les plus redoutées (1). En le livrant

« Avant de me livrer aux recherches que je viens de
« faire connaître, j'avais essayé plusieurs fois le liquide
« de M. Langlebert. Je l'ai essayé plusieurs autres fois
« depuis et voici les résultats que j'en ai obtenus : 1° un
« petit tampon de charpie imbibé de ce liquide et placé
« à demeure sur une piqûre, peu de temps après l'inocu-
« lation, détruit le virus, mais produit inévitablement
« une vésication sur toute l'étendue de la peau qui a
« subi son contact. Si l'on enlève l'épiderme ainsi sou-
« levé, on voit le derme rouge, irrité et quelquefois
« excorié sur plusieurs points ; on voit aussi le point où
« la piqûre a été faite. Ce point est ordinairement érodé,
« mais le chancre ne s'y forme pas. 2° Si l'on se borne
« à laver la piqûre et à la laisser couverte d'une couche
« spumeuse de ce liquide. la vésication a encore lieu,

» à la publicité, je crois remplir un devoir im-
» périeux et sacré ; mais qu'il me soit permis
« de ne pas le suivre dans ses applications et de
« jeter un voile sombre sur ces plaies hideuses
« de la société. Sera-t-il accueilli favorablement,
« et ne me semble-t-il pas déjà entendre mur-
« murer de loin le reproche d'immoralité ? Si un
« reproche semblable venait à être formulé, je le
« repousserais de toutes mes forces. Ce qui est
« immoral, c'est la débauche, c'est la dépréva-
« tion, c'est la promiscuité, c'est en un mot, ce
« qui peut nécessiter l'emploi de ce moyen pro-
« phylactique. Ce qui serait immoral encore,
« pour un médecin, ce serait d'avoir dans ses
« mains les moyens de prévenir de grands maux
« et de refuser d'en faire usage, pour un motif
« quelconque. La médecine est comme la cha-
« rité ; elle doit faire le bien en détournant

« mais elle se forme lentement. 3° Si on lave la piqûre
« sans la laisser couverte de liquide, la vésication ne se
« produit pas, mais la préservation n'a pas lieu ou est in-
« complète.

« Ces résultats ont été observés sur la cuisse. Ils se-
« raient probablement plus prononcés encore sur la peau
« délicate et sur la membrane muqueuse des organes
« génitaux.

« la tête. Sa mission sainte est de guérir les maux, « de quelque source qu'ils émanent ; et l'on vou- « drait qu'elle refusât de les prévenir ! Et qu'on « ne dise pas que la syphilis doit faire exception « à ces règles éternelles. Si Dieu avait voulu « l'envoyer en expiation à la débauche, comme « on l'a soutenu, pourquoi n'aurait-elle pas « exercé ses ravages dans les sociétés antiques « où la dépravation des mœurs était portée au « comble ?

Cet exposé est tiré de l'ouvrage de M. Burin-Dubuisson. — Couronné par l'Académie Impériale de Médecine en 1859.

C'est à M. Burin-Dubuisson, pharmacien à Lyon, qu'on doit les meilleurs procédés pour la combinaison du perchlorure de fer aux agents qui lui servent de véhicule et rendent son action complète.

MODE D'APPLICATION.

L'application de ce liquide est aussi simple que facile. Il suffit toujours, pour se préserver, de faire le plus promptement possible un lavage avec un mélange d'eau et du liquide dans la proportion d'une demie cuillerée à bouche pour un verre d'eau. On imbibe après de la charpie ou un linge en 2 ou 3 doubles avec le liquide pur, et on le laisse appliqué pendant un quart d'heure sur les parties supposées contaminées, en ayant soin seulement que le liquide pénètre dans tous les replis de la peau et de la muqueuse. Pendant l'application du linge, on pratique une injection avec le mélange ci-dessus d'eau et de liqueur préservative. Puis enfin, on fait un dernier lavage à l'eau froide (1).

En agissant ainsi, la préservation est certaine même après six et huit heures. Et encore presque aussi certaine au bout de douze heures, d'après nos propres observations ; mais il faut alors que l'application du linge mouillé ait lieu pendant trente à quarante minutes.

On a prétendu que l'application de la liqueur du docteur Rodet, était impossible chez la femme. Nous ne voyons pas, comme l'a dit M. Rodet, quelle difficulté il y a, après le premier lavage ci-dessus pratiqué, à faire une injection avec le même liquide, et à tenir appliqué pendant quelques minutes un linge mouillé de la solution pure, entre les grandes et les petites lèvres, puis à faire un dernier lavage à l'eau?

(1) Ce dernier lavage a pour but d'éviter les taches que le liquide imprimerait sur le linge.

La réponse nous paraît concluante. Mais nous irons encore plus loin. Et nous dirons qu'en supposant que le moyen prophylactique du docteur Rodet fût inapplicable chez l'un des deux sexes, ce qui n'est pas, il suffirait que l'autre l'employât constamment, pour que la syphilis disparût au bout d'un certain temps, un peu plus long, voilà tout.

Il est facile de comprendre que, si la liqueur Rodet préserve des effets du virus syphilitique si puissant, l'application de cette liqueur, en temps utile, fait aussi disparaître toute crainte d'écoulement par contagion.

Il convient d'ajouter que, dans le cas où la liqueur Rodet n'aurait rien à combattre ; l'application qu'on en a fait, ne peut avoir aucun inconvénient.

Dans ce cas, la liqueur devient simplement un agent très-actif de tonicité et de propreté, et n'eût elle que ce rôle, elle conviendrait beaucoup mieux sous ce rapport, que la plupart des vinaigres et cosmétiques dont on se sert habituellement.

FIN.

www.ingramcontent.com/pod-product-compliance
Lightning Source LLC
LaVergne TN
LVHW052025160826
845678LV00003B/1215

* 9 7 8 2 3 2 9 6 3 3 0 7 7 *